AF603174

DES

RAPPORTS DES MÉDECINS

AVEC LES

SOCIÉTÉS DE SECOURS MUTUELS

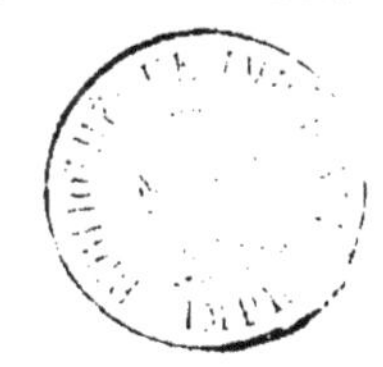

PAR

G. TOURDES

PROFESSEUR A LA FACULTÉ DE MÉDECINE DE STRASBOURG.

STRASBOURG

TREUTTEL ET WURTZ, LIBRAIRES-ÉDITEURS.

1862

DU SERVICE MÉDICAL

DES

SOCIÉTÉS DE SECOURS MUTUELS

RAPPORT

présenté à l'Association de prévoyance des médecins du Bas-Rhin, par G. TOURDES, *professeur à la Faculté de médecine de Strasbourg.*

Messieurs,

Une grave question préoccupe le corps médical, c'est celle des rapports à établir entre les médecins et les Sociétés de secours mutuels. Cette question touche à la fois aux intérêts et à la dignité de la profession ; elle a une grande importance pour les Associations elles-mêmes, qui, tout en ménageant leurs ressources, doivent s'attacher à obtenir un service médical bien organisé.

L'étude du problème ne peut plus être ajournée ; il se pose partout ; il augmente en importance, avec les progrès des Sociétés de secours mutuels. L'Association générale des médecins de France a compris que son devoir est de chercher à résoudre cette question difficile, et qu'il lui appartient de prendre en main les intérêts du corps médical. Pour arriver à une solution, pour s'entourer de toutes les lumières, elle a provoqué l'avis des Sociétés des départements. C'est pour répondre à cet appel que le président de la Société du Bas-Rhin a ouvert une enquête dont votre comité m'a chargé de vous faire connaître les résultats. C'est cette enquête, avec les conclusions qui en découlent, qui va faire le sujet de ce rapport.

Rappelons d'abord les principes qui dominent la question.

L'utilité des caisses de secours ne peut être révoquée en doute; cette institution prend un développement de plus en plus considérable, et l'impulsion donnée par le décret du 18 mars 1852 est loin d'être épuisée. La mutualité vient heureusement en aide à la charité publique, qui suffit à peine à ses obligations toujours croissantes. Il est de toute évidence que ce mouvement de l'esprit d'association ne peut être arrêté; les classes ouvrières sont entrées dans une voie où les suivent toutes les sympathies.

Les Sociétés ont pour but d'assurer à leurs membres l'assistance temporaire pendant la maladie et un secours permanent aux jours de la vieillesse. La première de ces promesses, à courte échéance, est tenue chaque jour; la seconde appartient à l'avenir, mais elle pèse déjà sur le présent, en détournant vers ce but lointain une partie des ressources actuelles.

L'indemnité pendant le chômage préserve de la misère l'ouvrier et sa famille, mais on a bientôt compris que le secours en argent ne suffit pas et qu'il est de l'essence des Sociétés de ce genre de procurer à leurs membres l'assistance médicale et les médicaments nécessaires au traitement de la maladie. Beaucoup de Sociétés sont entrées dans cette voie où les autres ne tarderont pas à les suivre. L'organisation d'un service médical est devenue une nécessité; elle est un bienfait de plus; mais cette organisation a froissé des intérêts sérieux et à la longue elle compromettrait des existences qui méritent aussi sympathie et protection. Sans doute, c'est une condition fatale du progrès dans les institutions humaines, que des intérêts particuliers soient sacrifiés à l'utilité générale ; mais l'intérêt collectif du corps médical, comme le fait remarquer avec tant de raison M. Davenne, est aussi un intérêt public qui a droit d'être pris en sérieuse considération.

Les Sociétés sont libres d'organiser leur service médical comme elles le jugent convenable, mais les médecins sont libres aussi d'accepter ou de refuser ces conditions. Cette liberté absolue a de part et d'autre ses limites ; les Sociétés comprennent parfaitement qu'il leur importe au plus haut point d'avoir un service bien organisé. Les médecins savent qu'ils n'ont pas seulement à souffrir des Sociétés de secours mutuels ; ils y trouvent aussi des avantages : une clientèle sûre, des honoraires régulièrement payés. La plupart des associés n'auraient jamais pu rétribuer leur médecin ; c'est un champ nouveau ouvert à la pratique médicale, peu fertile sans doute, mais qui n'est pas sans produit. L'instruction gratuite, la médecine gratuite sont certainement d'immenses bienfaits, mais elles ne valent ni l'instruction ni la médecine payées. En restreignant la gratuité, les Associations relèvent la dignité de leurs membres, et elles augmentent ainsi le prix des avantages matériels qu'elles leur assurent. Cette rétribution par abonnements pourra un jour s'étendre au service hospitalier. En Allemagne, des cotisations particulières ouvrent l'entrée de certains hôpitaux. Diminuer la gratuité en développant l'initiative et la prudence individuelles, c'est rendre un immense service à la population ouvrière. Le champ dans lequel la charité s'exerce, restera toujours assez vaste.

Sans doute, les avantages que procure aux médecins l'établissement des caisses de secours, sont plus que compensés par de graves inconvénients dont nous allons mesurer l'étendue. Mais le remède est souvent à côté du mal. Les intérêts sont solidaires, et il existe un terrain commun sur lequel ils pourront se concilier.

Les trois principales objections qui s'adressent aux Sociétés de bienfaisance sont les suivantes :

1° Les Sociétés n'ont qu'un nombre très-limité de médecins ; elles créent ainsi un monopole ; elles paralysent les débuts des jeunes docteurs, qui commencent ordinairement leur pratique par la classe ouvrière ;

2° Le service médical est rétribué d'une manière insuffisante ; le prix de la visite descend à un taux dérisoire, qui nuit à la fois aux intérêts et à la dignité du médecin ;

3° Des personnes aisées sont reçues dans les Associations ; traitées au taux du tarif, elles éludent les justes honoraires qu'elles auraient pu payer à leur médecin ; c'est une perte pour le corps médical, et le dommage ne peut que s'accroître, les Associations tendant à se propager dans cette classe de la population.

L'enquête ouverte dans notre département a eu pour but de recueillir les renseignements nécessaires à l'examen de ces trois questions ; elle se compose de deux parties, de la statistique des Sociétés de secours mutuels et de l'opinion des médecins attachés au service médical de ces Sociétés, ou connaissant d'une manière exacte leur fonctionnement.

Avant de chercher le remède, il faut connaître la

nature et l'étendue du mal. La statistique va faire apprécier l'importance de la question; l'étude a porté sur les faits suivants :

1o Nombre des Sociétés de secours mutuels existant dans le département du Bas-Rhin ;

2o Nombre total des associés ;

3o Sociétaires secourus par année et nombre des journées de maladie ;

4o Taux de la cotisation annuelle et du secours quotidien ; recettes et dépenses des Sociétés ;

5o Indication des Sociétés qui assurent à leurs membres des secours médicaux, et de celles où les secours sont étendus à toute la famille ;

6o Nombre de médecins par Société ;

7o Sommes dépensées par année en secours médicaux ;

8o Prix approximatif de la visite ou de l'abonnement;

9o Sommes dépensées pour médicaments ;

10o Profession et degré d'aisance des sociétaires.

Chaque année, un tableau dressé par les soins des préfets, réunit les renseignements qui concernent les Sociétés de secours mutuels. Ces tableaux sont adressés, par l'intermédiaire du ministre, à la commission supérieure des Associations de prévoyance, qui possède ainsi les éléments précieux d'une statistique générale. Nous avons consulté ces tableaux pour le département du Bas-Rhin. Ces documents, qui vont jusqu'au 31 décembre 1861, présentent aussi exactement que possible la situation actuelle de nos Associations. Mais, nous devons le dire, ces renseignements laissent encore à désirer au point de vue qui nous occupe. Il serait utile de compléter les tableaux par une colonne constatant le nombre des médecins.

Les Sociétés de secours mutuels se divisent en deux catégories : les Sociétés approuvées et celles qui n'ont qu'une simple autorisation. Les premières, les moins nombreuses, sont assujéties à des règlements particuliers ; mais elles ont en même temps l'avantage d'une individualité reconnue et durable ; les comptes sont vérifiés, publiés, et rien ne manque aux renseignements qu'on possède à leur égard. Les Sociétés de la seconde catégorie forment encore l'immense majorité. Quelques-unes d'entre elles ont une organisation régulière, beaucoup de vitalité et rendent les plus grands services ; d'autres n'ont qu'une existence éphémère ; partageant leur encaisse à la fin de l'année, elles se reconstituent alors et laissent trop souvent en dehors du nouveau cadre les membres âgés ou infirmes. Les renseignements qui concernent les Sociétés non approuvées, sont moins complets et moins précis que pour la première classe.

TABLEAU des Sociétés de secours mutuels existant dans le département du Bas-Rhin au 31 décembre 1861.

	Nombre de Sociétés.	Nombre de sociétaires. Hommes.	Femmes.	Taux de la cotisation.	Taux du secours.	Sociétaires secourus. Hommes.	Femmes.	Journées de maladies. Hommes.	Femmes.	Recettes.	Dépenses.	Capitaux.	Secours en argent.	Frais funéraires.
I. STATISTIQUE GÉNÉRALE. — 1° *Sociétés approuvées.*														
Strasbourg . .	10	1023	678	»	»	215	192	6,379	5,085	126,505	24,893	70,970	19,203	1,452
Département .	16	2023	869	»	»	408	392	12,755	2,814	134,540	33,084	14,582	10,045	3 ,245
Total	26	3046	1547	4f20c à 26f	H 70cà2f25 F. 43c à 1f	623	584	19,134	7,899	61,045	57,977	85,552	25,248	3,297
2° *Sociétés libres.*														
Strasbourg . .	123	5,519	3807	»	»	1093	586	36,708	21,205	143,567	74,802	147,842	54,521	10,813
Département .	28	2,672	278	»	»	894	147	19,473	1,285	38,638	25,563	29,527	12,821	1,141
Total	151	8.191	4085	1f90c à 32f	H. 50c à 2f F. 43c à 1f	1987	733	56,181	22,490	182,205	103,665	177,369	67,343	11,954
Total général .	177	11,237	5632	»	»	2610	1117	75,315	30,389	243,250	161,642	257,321	92,591	14,251

	Nombre de Sociétés.	Nombre de sociétaires.	Sociétaires secourus.	Journées de maladies.	Nombre de médecins.	Mode de rétribution. Abonnement par tête.	Visite.	Somme fixe.	Taux de l'abt.	la visite.	Total des honoraires.	Frais de pharmacie.
II. SOCIÉTÉS FOURNISSANT DES SECOURS MÉDICAUX. — 1° *Sociétés approuvées.*												
Strasbourg . .	2	126	22	948	1 à 2	2	»	2	1f à 1f25	50c à 1f50	527	347
Département .	16	2023 h. 896 f.	869 h. 392 f.	12,755 h. 7,899 f.	1 à 3	1	15	»	»	»	5342	7133
Total	18	3045	1283	21,592	1 à 3	3	15	2	»	»	5869	7480
2° *Sociétés libres.*												
Strasbourg . .	8	608	139	4,068	1 à 10	5	3	»	1 à 6f	50c à 1f50c	1412	582
Département .	18	2116 h. 179 f.	753 h. 133 f.	17,454 h. 939 f.	1 à 3	7	9	»	»	50c à 2f	2642	6,072
Total	26	2903	1125	22,461	1 à 10	12	12	2	»	»	4054	6,654
Total général .	44	5948	2408	44,053	1 à 10	15	17	2	»	»	9923	13,134

Les Associations de prévoyance sont au nombre de 177 dans le département du Bas-Rhin ; 133 de ces Sociétés existent à Strasbourg. Les 44 autres sont disséminées dans le département. Les Associations sont en grande partie concentrées au chef-lieu et dans quelques localités industrielles ; la population agricole participe peu à leurs bienfaits.

Le nombre total des sociétaires est de 11,237 hommes et de 5632 femmes, sur lesquels on compte à Strasbourg 6042 hommes et 4485 femmes. Restent en dehors du chef-lieu 5195 hommes et 1147 femmes.

16,869 individus dans le Bas-Rhin participent donc aux bienfaits des Sociétés de prévoyance. Si nous multiplions ce chiffre par quatre pour obtenir le nombre des individus formant leur famille, et cette évaluation est modérée, nous arrivons à un total de 67,476 personnes qui se rattachent de près ou de loin à ces Associations. Nous avons ainsi déterminé le champ de la pratique médicale dans ses rapports avec les Associations; c'est environ le neuvième de la population qui a des liens plus ou moins directs avec les Sociétés de prévoyance; mais hâtons-nous de dire que jusqu'ici le service médical n'est organisé que pour une faible partie des Sociétés.

Le nombre des hommes secourus s'est élevé à 2364, qui ont présenté 75,320 journées de maladie, soit 1 individu secouru par 4 7/10 sociétaires et 23 journées de maladie par sociétaire secouru.

Les femmes assistées ont été au nombre de 1117, 1 sur 5 sociétaires, avec 30,389 journées de maladie, ou 27 jours par malade.

Quelques différences existent à cet égard entre les Sociétés approuvées et les Sociétés libres, et entre celles de Strasbourg et du reste du département. Le nombre des Sociétés reconnues comme étant d'utilité publique s'élève à 26 ; 10 pour Strasbourg, 16 extra-muros. La plus ancienne de ces Sociétés est celle des typographes, fondée en 1783. Pour les Sociétés approuvées, on compte environ 1 sociétaire assisté sur 5 hommes, et 1 sur 4 femmes. Les Associations simplement autorisées ont secouru 1 homme sur 4 et 1 femme sur 5 1/2. Le nombre de journées de maladie a été dans la première catégorie de 30 par homme et de 21 pour les femmes ; dans la seconde les chiffres ont été 28 et 27.

A Strasbourg, les Sociétés ont assisté 1 homme sur 5, et 1 femme sur 6. La proportion a été beaucoup plus forte dans les campagnes, 1 sur 3 1/2 environ. Le nombre des journées de maladie a été à Strasbourg de 33 par homme et de 36 par femme secourue ; pour le reste du département les chiffres ont été 24 et moins de 18. Dans les campagnes, les individus assistés ont été relativement plus nombreux, mais les maladies ont eu une moindre durée.

Les 177 Sociétés de prévoyance du Bas-Rhin ont secouru en 1861, 3481 personnes, qui ont présenté 105,709 journées de maladie. Les décès se sont élevés à 196 pour Strasbourg, et à 35 à la campagne, pour les Sociétés non autorisées.

Telle est la population nombreuse qui a été assistée par les Sociétés de prévoyance ; examinons maintenant l'importance et la distribution des secours.

Les cotisations s'élèvent à des chiffres très-variables ; pour les Sociétés autorisées, elles sont comprises entre 4 fr., 20 et 26 fr. ; ce dernier chiffre est exceptionnel ;

la moyenne est 10 à 12 fr. Le secours en cas de maladie est de 70 c. à 2 fr. 25 c. par jour pour les hommes, et de 43 c. à 1 fr. pour les femmes; on peut admettre comme moyenne 1 fr. pour les hommes et 70 c. pour les femmes.

Dans les Sociétés libres, les cotisations varient de 1 fr. 90 c. à 32 fr.; moyenne 12 fr. à 15 fr. L'indemnité quotidienne est de 50 c. à 2 fr. pour les hommes, et de 50 c. à 1 fr. pour les femmes; moyennes 1 fr. à 1 fr. 25 c., et 75 c.

Un certain nombre de ces Sociétés, surtout de celles de la première classe, comptent des membres honoraires qui paient la cotisation sans participer aux secours. Dans les Sociétés bien gérées, le produit de ces cotisations exceptionnelles est capitalisé pour alimenter la caisse des retraites.

En 1861, les 177 Sociétés de secours du Bas-Rhin ont eu une recette de 243,250 fr.; aucune contribution, on peut le dire, n'a eu une destination plus morale et plus efficace; les Sociétés ont dépensé 161,642 francs; elles possèdent un capital de 257,321 fr., sur lequel 85,552 fr. appartiennent aux 26 Sociétés autorisées et 177,369 à quelques-unes des 177 Sociétés libres.

Tel est le budget des Sociétés de prévoyance; comment ont-elles fait usage des ces ressources?

Une vingtaine de Sociétés accordent des secours aux vieillards et ont organisé des caisses de retraite. Il est de toute évidence que cette institution si utile tend à se développer, et que cette catégorie de dépense tiendra une place de plus en plus notable dans le budget des Sociétés de secours mutuels.

Ici se placerait l'application d'une mesure que nous

avons recommandée pour notre Société elle-même : solliciter les sociétaires, autant que possible, à prendre eux-mêmes des livrets sur la caisse des retraites ; charger les comités de toutes les démarches nécessaires à cet égard, encourager par des primes ce genre de placement.

Une quinzaine de Sociétés tiennent compte des veuves et des orphelins ; ici la dépense est encore modique, mais tout porte à croire qu'elle s'élèvera.

La plupart des Sociétés de secours mutuels se bornent à venir en aide au sociétaire, pendant les jours de chomage et de maladie ; c'est là, en définitive, la partie essentielle de leur mission.

Le secours principal est une allocation en argent ; 92,000 fr. ont été dépensés en indemnités de ce genre qui préservent de la misère le sociétaire et sa famille ; il retrouve au jour du chômage le fruit de ses épargnes. Pour le plus grand nombre des Sociétés, là s'arrête l'assistance donnée au malade. Ajoutons à cette dépense celle des frais funéraires qui dépassent 14,000 fr., et on aura trouvé l'emploi de la plus grande partie des ressources de nos Sociétés de secours mutuels.

Arrivons maintenant à l'assistance médicale et cherchons à préciser son importance. Les 3700 malades, qui représentent 105,000 jours de maladie, ont nécessité bien des soins médicaux ; mais ces soins, pour la plupart du temps gratuits, ont été donnés par les médecins cantonaux, par des confrères qui ajoutent à leur clientèle la médecine des pauvres. La grande majorité des Sociétés de secours mutuels n'assure à ses malades aucun secours médical ou pharmaceutique. Sur 26 Sociétés approuvées, 18 ont un service médical ;

8 autres en sont dépourvues; mais pour les Sociétés libres la disproportion est énorme, 26 seulement sur 151 accordent à leurs sociétaires les secours de la médecine. Une différence notable existe à cet égard entre Strasbourg et les communes extra-muros, et cette différence est tout à fait à l'avantage de ces dernières; à Strasbourg, sur 133 Sociétés, 11 seulement ont un service médical, tandis que dans le reste du département, le service existe pour 34 Sociétés sur 44; 10 Sociétés seulement en sont dépourvues.

En résumé, 44 Sociétés sur 177 ont un service médical; c'est le quart des Sociétés actuellement existantes. Nous pouvons admettre qu'elles comprennent au moins le quart des sociétaires et qu'elles comptent plus du quart du revenu total. Pour 4000 sociétaires et un millier d'individus secourus, pour 25 à 30,000 jours de maladie, quelle est la rétribution accordée au médecin? La totalité des honoraires payés par les 44 Sociétés s'élève à 9923 fr., ce qui ferait 2 fr. 40 c. par sociétaire, 9 fr. par individu secouru et 30 ou 40 c. par visite. Ces calculs n'ont qu'une valeur approximative, mais nous sommes plutôt en deçà qu'au delà de la vérité.

Sur les 161,000 fr. dépensés par les Sociétés de prévoyance, 9923 fr. seulement sont consacrés aux honoraires du médecin; les secours en médicaments ont coûté 13,134 fr. Ce rapprochement montre combien la rétribution médicale est médiocre et en même temps disproportionnée avec les ressources générales des Associations. Si nous comparons ce chiffre au revenu des Sociétés qui ont un service médical, nous trouvons très-approximativement une proportion de 15 à 20 pour cent ; mais ici nous n'avons pas d'éléments assez positifs pour affirmer ce résultat.

Les Sociétés autorisées donnent à leurs médecins des honoraires un peu plus élevés que les Sociétés libres ; 5869 fr. sont payés par 18 Sociétés de la première catégorie ; tandis que les 26 Associations libres ne fournissent que 4054 fr.

Les Sociétés de Strasbourg semblent aussi moins libérales que celles du reste du département ; 10 Sociétés du chef-lieu paient au médecin 1939 fr. ; une onzième donne 1800 fr. ; 34 Sociétés extra-muros émargent à leur budget 7904 fr. pour la même dépense.

Nous n'avons pu savoir d'une manière précise entre combien de médecins se répartit ce faible contingent payé par les Sociétés de secours mutuels. A la campagne, les caisses ont au plus deux médecins ; beaucoup n'en ont qu'un seul. A Strasbourg, le nombre des médecins est plus considérable, il s'élève pour certaines Sociétés jusqu'à 6 et même 8 ; mais en ville le même médecin peut être attaché à plusieurs Sociétés. Je ne crois pas m'éloigner beaucoup de la vérité, en supposant que les 44 Sociétés de secours mutuels qui ont un service médical organisé, occupent au plus une quarantaine de médecins, le quart des docteurs établis dans le département. C'est entre ce nombre de confrères que serait très-inégalement réparti le faible budget médical des Sociétés de prévoyance.

Cherchant sur quelles bases ces honoraires sont établis, nous avons constaté que 17 Sociétés paient leur médecin par abonnement, et 27 par visite. L'abonnement descend quelquefois à 1 fr. et 1 fr. 25 c. par sociétaire. Par exception il s'élève jusqu'à 6 fr. ; d'autres Sociétés paient à leur médecin une somme fixe. Ainsi les deux Associations ouvrières d'établissements importants, du Zornhof et de Bouxwiller, donnent 750 et 600 fr. pour leur service médical. La *Concorde*, à Strasbourg, émarge 600 fr. à son budget; l'*Alsacienne*, 427 fr.; la *Cordiale*, 1800 fr. D'autres Sociétés allouent des sommes beaucoup moindres. En général, l'abonnement est plus usité à la ville qu'à la campagne. La somme fixée pour les honoraires est répartie entre les médecins proportionnellement au nombre des visites et des consultations.

Sur les 34 Sociétés du département, 24 ont adopté la rétribution par visite dont le prix est de 50 c. à 2 fr., suivant l'éloignement et suivant aussi le nombre des visites. Les deux Sociétés de Bischwiller, adoptant la rétribution par visite, ont payé 1348 et 791 fr.; les Sociétés de Wasselonne 317 et 224 fr.; celles de Haguenau 290, d'Oberhoffen 286, de Gries et de Heiligenstein 78 et 79 fr. Un prix est également fixé pour les consultations ; il varie entre 50 et 60 c.

La profession et le degré d'aisance des sociétaires ont ensuite été l'objet de nos recherches. En 1857, 109 Sociétés étaient exclusivement composées d'hommes, 24 de femmes, 10 d'hommes et de femmes. Le plus petit nombre des Sociétés réunit des individus d'une même profession, telles sont celles qui existent dans les villes de fabriques et quelques Associations particulières à Strasbourg.

La plupart des Sociétés s'ouvrent à des personnes de professions diverses. Quand on jette un coup d'œil sur la statistique générale, il est impossible de ne pas reconnaître que la plus grande partie des sociétaires se recrute dans la classe ouvrière qui vit péniblement d'un travail quotidien et qui touche à la misère dès le premier chômage. C'est pour cette partie de la population que les Associations de secours mutuels sont un bienfait inestimable. Dans quelques Sociétés de Strasbourg, le niveau social s'est un peu élevé; on a admis des membres plus aisés, aisance relative, sans doute, et qui ne résiste guère à une maladie prolongée. L'enquête médicale donnera à cet égard des renseignements plus complets. Nous pouvons admettre que l'immense majorité des sociétaires appartient à la classe ouvrière et qu'ils seraient traités gratuitement, s'ils étaient en dehors d'une Société de prévoyance.

De cet examen statistique résultent les faits suivants :

1° Les Sociétés de prévoyance ont pris un notable développement dans le département du Bas-Rhin; elles sont au nombre de 177; 133 à Strasbourg, 44 dans les autres communes;

2° Ces Sociétés comprennent 16,869 membres, 11,237 hommes et 5632 femmes; elles ont secouru 3727 individus en 1861; 2610 hommes, 1117 femmes;

3° Elles ont reçu 243,000 fr., elles en ont dépensé 161,642 fr.; et sur cette somme les honoraires des médecins se sont élevés à 9923 fr.

4° 44 Sociétés sur 177 ont seules un service médical organisé;

5° En fait, la plupart des sociétaires sont traités gratuitement; la rétribution médicale, lorsqu'elle existe, est généralement insuffisante;

6° Les honoraires sont établis à un taux très-faible, par abonnement ou par visite; ce dernier mode est plus ordinairement adopté à la campagne;

7° Les cotisations sont généralement peu élevées, et, sauf exception, les sociétaires appartiennent à la population ouvrière ou à la classe peu aisée.

L'enquête médicale va compléter ces renseignements; notre président s'est adressé aux médecins qui ont le plus de rapports avec les Sociétés de prévoyance. Sur les 80 docteurs en médecine établis à Strasbourg, on en compte 10 ou 12 qui sont habituellement chargés de ce service. Ici nous laissons la parole à nos confrères.

M. Strohl distingue les Sociétés en temporaires et en permanentes ; les secondes seulement accordent à leurs membres des secours médicaux et pharmaceutiques; en général, elles y consacrent une somme de 5 fr. par sociétaire; d'après les renseignements administratifs ce chiffre même serait rarement atteint. La Société dite la *Cordiale* est la plus largement organisée; ses secours s'étendent à toute la famille habitant sous le même toit. Quelques Sociétés ont deux ou trois médecins; la *Cordiale* en a un plus grand nombre. Tous les semestres, les médecins fournissent un état de leurs visites et consultations, et la somme affectée au service est partagée entre eux proportionnellement à ce nombre. Le prix de la visite est toujours très-bas, surtout dans les Sociétés où la famille tout entière participe aux secours. Il peut descendre jusqu'à 30 c. et rarement atteindre 60 ou 70 c. La grande majorité des sociétaires se compose d'ouvriers et de petits artisans toujours à bout de ressources, et ne gagnant que ce qu'il faut strictement pour subvenir aux besoins journaliers de leur famille. La plupart d'entre eux ne sont pas dans la position d'avoir droit aux secours du Bureau de bienfaisance. En cas de maladie, ils appelleraient le médecin et ils ne le paieraient pas. On dit bien qu'il vaut mieux faire franchement de la charité et traiter gratis ; mais ne peut-on pas tourner la difficulté et concilier le principe d'une rétribution convenable avec l'exercice de la charité? M. Strohl pense que les secours médicaux ne devraient être accordés qu'au chef de la famille, homme ou femme, inscrit nominativement et payant dans ce but une cotisation de 5 fr., et en général à tout individu qui contracterait le même engagement pour le reste de la famille. Le médecin resterait dans une position indépendante ; il aurait le droit d'exiger une rétribution de ses soins, si elle était possible. Cette restriction aurait déjà pour conséquence de relever notablement le prix de la visite ; car les Sociétés, ayant un grand intérêt à n'admettre que des individus valides, le nombre des malades serait considérablement réduit, si le médecin n'avait à traiter que le sociétaire et non à étendre ses soins à toute sa famille. Cent personnes de l'âge moyen et d'une bonne constitution réclament au plus 500 visites par an. M. Strohl pense qu'on ne devrait pas tenir compte des consultations qui absorbent beaucoup moins de temps et ne causent aucun déplacement. L'abonnement médical de 5 fr. lui paraît suffisant, à la condition que les soins médicaux soient restreints à la personne inscrite et payant cette somme.

Notre confrère signale comme un grave abus l'introduction dans les Sociétés d'artisans plus aisés et pouvant parfaitement choisir et rétribuer un médecin. C'est un véritable détournement au préjudice du corps médical, et ici un abonnement de 5 fr. ne suffit plus. Le remède serait de faire une catégorie spéciale pour ces personnes, de porter leur cotisation à 10 fr. ou de ne pas les faire participer aux visites du médecin. Les Sociétés ont répondu qu'elles ne peuvent admettre deux classes de sociétaires, à défaut de base solide pour établir les catégories. On a alors proposé un autre mode: laisser le médecin libre d'apprécier l'état de fortune des sociétaires et lui accorder le droit d'exiger des malades qui seraient dans une position aisée, un supplément d'honoraires. Les comités des Sociétés, tout en étant disposés à concéder ce droit, ont refusé de concourir à son application. Il est vrai que le médecin, voyant les choses de près, est plus apte que personne à porter un jugement équitable, mais sa position devient alors embarrassante; il est armé d'un droit bien difficile à exercer.

M. Strohl ne pense pas que l'organisation de ces Sociétés nuise aux débutants de la pratique médicale; il leur restera toujours un champ assez vaste dans la médecine gratuite, qui est leur premier échelon et qui les prépare dignement à l'exercice de l'art. Interdire aux Sociétés les médecins attitrés, ce serait introduire le désordre dans leur administration et compromettre gravement leurs intérêts financiers. Il est à craindre que des médecins peu habitués à ce genre de service ne prescrivent des médicaments d'un prix élevé, des formules compliquées qui élèveraient hors de toute proportion le budget pharmaceutique. M. Strohl considère le problème comme difficile à résoudre et appelant de part et d'autres les concessions nécessaires pour concilier deux intérêts également dignes de respect.

M. G. Levy distingue les Sociétés en deux grandes classes au point de vue du service médical; dans la première, les sociétaires ont seuls droit aux secours médicaux; dans la seconde, cet avantage est étendu à toute leur famille. Le service médical serait beaucoup plus pénible dans cette seconde catégorie, si la position de médecin des sociétaires ne lui imposait pas, même dans la première classe, l'obligation morale de donner des soins à la famille. M. Levy constate que dans ce cas, une rétribution particulière est quelquefois donnée au médecin. Le service médical est en général assuré par un seul médecin; quelques Sociétés en ont deux ou trois; la *Cordiale* en a dix. Les honoraires médicaux consistent en un abonnement qui varie par famille entre 4 et 6 fr. par an. La *Cordiale*, composée de 300 membres environ, affecte au service médical 1800 fr., qui sont partagés entre les dix médecins, proportionnellement au nombre de leurs visites. D'autres Sociétés plus récentes accordent au médecin une somme fixe qui varie de 100 à 200 fr. Les honoraires sont à peu de chose près en rapport avec les ressources dont les Sociétés disposent; ils ne pourront être augmentés que peu à peu, en proportion de ces dernières. Ainsi la *Cordiale,* après plusieurs réclamations, a élevé son abonnement par famille de 5 à 6 fr. On a dit que les Sociétés de secours portent atteinte aux intérêts et à la dignité des médecins, en leur assurant le prix dérisoire de 25 à 30 c. par visite ou consultation et en admettant des individus qui pourraient payer leur médecin; ces critiques sont évidemment exagérées; il est certain cependant que les Sociétés renferment un petit nombre de personnes aisées et qui pourraient payer des honoraires; afin de remédier à cet abus, les médecins ont déclaré qu'ils n'accepteraient pas les prix du tarif pour ces personnes. C'est un premier essai qui a eu quelques résultats. Mais, en général, les sociétaires sont pauvres et ils auraient eu recours à la médecine gratuite, s'ils n'avaient pas fait partie d'une Association. M. Levy pense qu'on pourrait demander aux Sociétés un abonnement de 4 fr. pour le sociétaire seul, et de 8 fr. pour la famille entière. La plupart des Sociétés arriveraient à admettre ces conventions.

M. G. Lauth fait connaître les conditions posées par une des principales Sociétés de secours mutuels de Strasbourg. Les honoraires sont fixés à 120 fr. pour 20 sociétaires, et sont répartis entre les médecins proportionnellement au nombre des visites ; il en résulte une variation continuelle dans le prix des visites qui, en 1861, s'est abaissé à 32 c. Un accord sérieux entre les médecins pourrait remédier à cet état de choses ; ils devraient s'entendre à ne pas accepter de prix au-dessous de 50 ou 75 c. ; mais notre confrère reconnaît que cet accord est difficile. Il signale comme dommage principal porté à la profession, l'admission de sociétaires aisés aux secours médicaux. Il demande que les comités des Sociétés de secours n'admettent pas ces membres au traitement à prix réduit, et que les médecins eux-mêmes réclament des honoraires, quand cette demande leur paraîtra fondée.

M. le docteur Moch considère aussi l'admission des sociétaires aisés comme le plus grand inconvénient des Sociétés de prévoyance ; il pense que ces Sociétés finiront par absorber une partie notable des classes bourgeoises et ouvrières, ne laissant en dehors que les deux extrêmes de la pauvreté et de la richesse. La clientèle des médecins deviendrait ainsi infiniment moins lucrative, les fatigues et les soins restant toujours les mêmes. M. Moch croit difficile de remédier à cette situation. L'état financier de la plupart des Sociétés ne leur permet pas d'augmenter les honoraires des médecins, et d'un autre côté, on n'a guère le moyen d'atteindre les sociétaires aisés.

M. Gerhard constate que sur les nombreuses Sociétés de Strasbourg, il en est 4 ou 5 environ qui ont un service médical. Dans la *Cordiale,* où pour 6 fr. par sociétaire, le médecin s'engage à traiter le sociétaire et sa famille, il sera difficile d'augmenter cette rétribution, la Société se composant en grande partie d'ouvriers.

M. Eissen déclare que la rétribution accordée aux médecins des Sociétés de secours mutuels est presque dérisoire; il l'appelle une exploitation des médecins par les Sociétés; le prix des visites ne dépasse pas 20 à 30 c. Il est vrai de dire que la grande majorité des sociétaires, très-probablement, serait hors d'état de payer cette rétribution et se verrait réduite, au bout de quelques jours, à s'adresser à la charité publique et surtout à la charité privée des médecins. Un autre abus c'est l'introduction des sociétaires aisés, qui échappent ainsi au paiement des honoraires qu'ils seraient en mesure d'acquitter. M. Eissen pense que si le système des Sociétés organisées sur les bases actuelles devait s'étendre, il en résulterait bientôt une position insoutenable pour la majorité des médecins, surtout dans les grandes villes. Notre confrère voit la solution du problême dans des mesures d'un ordre plus élevé: il faut que la Société garantisse à chaque malade un médecin, à chaque médecin son salaire; une organisation générale conduirait à ce résultat. L'Empire français serait divisé en districts médicaux, ayant chacun un médecin commissionné par le gouvernement; le nombre de ces médecins serait à peu près de 17,000; ils n'auraient pas de traitement fixe, mais leurs honoraires seraient réglés par un tarif. On ajouterait à la cote de chaque contribuable un cinquantième de la valeur locative pour subvenir à cette dépense. Les médecins recevraient leurs honoraires des mains du percepteur et non plus de celles des malades. Des médecins libres, étrangers à l'administration, seraient toujours à la disposition des personnes plus ou moins aisées qui réclameraient leurs secours. Ce système est développé avec la verve que l'on connaît à notre habile confrère. Est-ce le remède qui convient aux maux actuels? Il est permis d'en douter. Partout on attaque la centralisation, on se plaint de la multiplicité du nombre des fonctionnaires, et quand une réforme est demandée, elle aboutit le plus souvent à rendre la centralisation plus puissante et à créer des fonctionnaires nouveaux. Ce ne sont pas des fonctionnaires, nous dit notre confrère, soit, mais ces médecins de district y ressemblent beaucoup. Est-il besoin de placer le percepteur entre le médecin et son malade? Laissons tels qu'ils existent depuis des siècles, ces rapports de médecin à client. Le désintéressement du corps médical a su les rendre honorables. Améliorons ce qui est, sans chercher nos remèdes dans de lointains systèmes, inspirés par des sentiments philanthropiques, mais d'une utilité bien douteuse.

Tels sont les faits établis par la statistique administrative et par l'enquête médicale; il en résulte, qu'au point de vue de notre profession, les Sociétés de secours mutuels prêtent aux objections suivantes :

1° Elles créent un monopole en faveur d'un petit nombre de médecins et ferment aux débutants les avenues de la pratique;

2° Elles abaissent à un prix dérisoire les honoraires des médecins et nuisent ainsi aux intérêts et à la dignité de la profession;

3° Elles portent à ces intérêts une atteinte plus grave encore, en admettant des sociétaires aisés qui sont traités à prix réduit, au lieu d'acquitter des honoraires proportionnés à leurs ressources.

Apprécions ces différentes objections, en cherchant les moyens d'atténuer les inconvénients dont nous avons reconnu l'existence.

1° *Création d'un monopole.* Les Sociétés n'ont qu'un nombre limité de médecins, auxquels est réservée une pratique étendue, à l'exclusion de leurs confrères et surtout des jeunes médecins dont la clientèle commence à se former dans la classe ouvrière. Pour obvier à cet inconvénient, on a proposé de supprimer les médecins attitrés et de laisser à chaque malade la latitude de choisir son médecin. A côté de l'intérêt professionnel, on s'appuie sur une raison d'humanité; la confiance ne s'impose pas; il est juste de ne pas enlever au pauvre la faculté de choisir son médecin. Ici nous pouvons répondre qu'en entrant dans une Association, on sacrifie une partie de sa liberté pour s'assurer des avantages, et que, si la Société a plusieurs médecins, la latitude de choisir est suffisante. Il est d'ailleurs impossible qu'une Société qui donne des secours médicaux, n'ait pas de médecins attitrés; elle courrait infailliblement à sa ruine. Pas de médecin spécial, on l'a dit, c'est le chaos administratif. Les maladies simulées, les frais de pharmacie toujours croissants auraient bientôt absorbé la caisse. Il faut des médecins prenant à cœur les intérêts de la Société en même temps que leur devoir médical, sachant manier le formulaire des pauvres, et ces conditions vous ne les trouverez pas chez le praticien qui va par hasard soigner un sociétaire et qui ne touche qu'une rétribution rendue illusoire par le nombre des co-partageants.

Ces médecins attitrés devront être assez nombreux pour empêcher le monopole, sans l'être trop pour nuire au service. Dans les campagnes, dans les petites villes où exercent deux ou trois médecins, pourquoi ne pas les associer tous au service médical des caisses? Les sociétaires ne peuvent souffrir de cette concurrence, la confiance saura faire des choix qui bientôt se limiteront. Dans les villes, pour les Sociétés considérables, on peut admettre un plus grand nombre de médecins. Une des Sociétés de Strasbourg a dix médecins pour 300 sociétaires, c'est un exemple qu'on peut imiter, en fixant à un par 30 ou 40 sociétaires le nombre des médecins. Nous admettons encore que pour des cas exceptionnels, un malade, ayant une confiance particulière dans un médecin étranger à la Société, puisse obtenir d'être traité par lui, avec l'autorisation du comité. Des demandes de ce genre seront nécessairement rares et soumises à un contrôle; elles ne pourront nuire à l'Association.

En résumé, l'objection tirée du monopole ne nous paraît avoir qu'une faible portée. Les Sociétés ont besoin de médecins attitrés, et jamais on n'obtiendra leur suppression. Augmenter le nombre de ces médecins dans une proportion définie, permettre par exception et avec l'agrément des comités, le traitement de quelques malades par des médecins étrangers à la Société, tels sont les moyens qui nous paraissent aptes à atténuer le danger du monopole.

2° *Abaissement excessif du taux des honoraires.* Il est évident que le service médical des Sociétés de prévoyance est rétribué d'une manière insuffisante : l'abonnement est quelquefois de 1 à 2 fr. par tête, le prix des visites descend parfois à 30 et 40 c. Il faut remarquer cependant que pour un certain nombre de Sociétés, l'abonnement a des proportions meilleures ; il s'élève jusqu'à 5 et 6 fr.; il est vrai qu'ici le plus souvent les soins doivent être donnés à la famille entière. Pour d'autres Sociétés, le tarif des visites s'élève de 50 c. à 2 fr., notamment à la campagne. Constatons qu'en général la rétribution est modique, mais en même temps faisons remarquer que la plupart de ces malades, sans les Associations, seraient traités gratuitement, de telle sorte qu'aujourd'hui les Sociétés de secours mutuels font entrer dans le budget des médecins, un produit qui jadis n'y figurait pas. Il faut en déduire sans doute ce qu'on perd du côté de quelques sociétaires aisés, mais cette compensation faite, il n'en reste pas moins un avantage, une rétribution médiocre sans doute, sans proportion avec les soins et la fatigue, mais qui mérite d'être prise en considération.

Si la rétribution est faible, cette insuffisance est due aux modiques ressources des Sociétés, bien plus qu'à leur mauvais vouloir. Avec une cotisation qui est en moyenne de 12 à 15 fr. par an, elles ont à pourvoir à leur frais d'administration, à l'indemnité quotidienne des malades, aux inhumations, aux retraites, au service médical et pharmaceutique. Qu'elles consacrent 20 à 25 pour cent de leur revenu à ce dernier service, c'est déjà une proportion notable et qui en définitive n'aboutit qu'à de faibles honoraires. Cent sociétaires produisant une recette de 1200 fr., dépenseraient ainsi 300 fr. pour le service médical; d'après les proportions habituelles, cette somme servirait à rétribuer les soins donnés à 25 malades pour 750 jours de maladies; en admettant une visite pour deux jours de maladie, ce serait 60 à 70 c. par visite, à la condition toutefois que les soins seraient uniquement donnés au sociétaire, car si la famille tout entière a droit au secours, la rétribution devient illusoire.

Il est évident que les Sociétés ne peuvent laisser la rétribution indéfinie et déclarer qu'elles la proportionneront au nombre de visites; elles s'exposeraient à des dépenses imprévues qui détruiraient tout l'équilibre de leurs budgets; elles doivent à l'avance fixer une somme pour la rétribution médicale, et ce qu'il importe de régler, c'est la proportion de cette somme avec la recette totale. Vingt à trente pour cent semblent le maximum de ce qu'on peut demander; aujourd'hui cette proportion est loin d'être atteinte. Le revenu de la Société est évidemment le fait qui détermine le montant de la rétribution. Chaque Société fixe son prix, et la somme se partage entre les médecins au prorata de leurs visites.

Les médecins de leur côté ont le droit d'établir le montant de leurs prétentions. L'abonnement est le mode qui semble le plus acceptable; il faut que cet abonnement soit fixé de bonne foi, d'après les revenus de la Société et l'importance des services. Une somme de 3 à

6 fr. dans l'état actuel des Sociétés semble convenable, lorsque les secours ne sont donnés qu'aux sociétaires.

Nous pensons qu'il conviendrait d'admettre deux classes d'abonnements : un taux inférieur pour les sociétaires qui ne souscrivent que pour eux-mêmes, et un abonnement plus élevé, double par exemple, lorsque les secours s'étendent au reste de la famille.

Le paiement par visite a surtout de l'avantage à la campagne ou de longues distances doivent être parcourues. Le tarif de 1 à 3 fr. serait à maintenir. Ici encore, il faut accepter la limite que toute Société prudente ne manquera pas d'établir. Il serait utile encore de donner plus d'importance aux consultations.

Dans toute Société bien organisée, il y a un fonds de réserve qui à la longue doit grandir. Il importe que les médecins se réservent l'avenir et qu'ils demandent au bout d'un certain nombre d'années la révision des tarifs ; les prix avec la prospérité croissante de la Société seraient améliorés; cette amélioration même pourrait être réalisée chaque année, si on établissait une proportion fixe, 25 à 30 pour cent du revenu pour les secours médicaux. Cette considération nous paraît avoir une certaine importance et on peut espérer que dans l'avenir, l'accroissement des ressources des Sociétés de prévoyance aura pour résultat d'augmenter les honoraires des médecins. Il nous semblerait encore juste d'engager les Sociétés à augmenter dans une certaine proportion la rétribution médicale pour les années où une épidémie aurait notablement accru le nombre des visites.

Nous demandons en ce qui concerne les honoraires :

1° D'affecter une proportion déterminée du revenu, 25 à 30 pour cent, aux honoraires des médecins;

2° De régler les honoraires par abonnement dans les villes, et d'admettre aussi la rétribution par visites dans les campagnes, en tenant compte des distances parcourues;

3° De fixer autant que possible le taux de l'abonnement à 3 à 6 fr. par sociétaire, et le prix des visites à 1 à 3 fr., suivant l'importance des cotisations.

4° D'admettre dans chaque Société deux classes d'abonnement, l'une pour le sociétaire seul, l'autre plus élevée pour les soins à donner à sa famille;

5° De réviser fréquemment les tarifs dans le but de les proportionner aux ressources croissantes des Associations;

6° D'admettre en principe que la rétribution médicale serait augmentée dans une certaine proportion pour les années où une épidémie aurait notablement accru le nombre des visites.

3° *Les sociétaires aisés.* Le traitement des sociétaires aisés, à prix réduit, est une perte évidente pour la profession médicale; jusqu'ici cette perte a été compensée et au delà par les paiements effectués pour les malades qui, en dehors des Sociétés, eussent été soignés gratuitement. Les caisses d'assurances font encore aujourd'hui plus gagner que perdre aux médecins; mais la proportion peut changer. Il est vraisemblable que les Associations, en se propageant, admettront un plus grand nombre de sociétaires aisés; elles y trouvent l'avantage de paiements plus sûrs et de cotisations plus élevées, et en même temps elles s'adjoignent des membres que leur aisance préserve mieux des maladies et auxquels des secours seront ainsi plus rarement donnés. Il importe que les médecins s'opposent dès l'origine à un abus qui leur causerait un préjudice notable. Fermer aux personnes qui ont quelques ressources, l'entrée des Sociétés de prévoyance, est une mesure impraticable et contraire au but même de ces institutions. N'oublions pas que cette aisance est d'ailleurs très-relative, qu'elle ne résiste pas à un long chômage; tel sociétaire au début, en état de payer son médecin, devra, si la maladie se prolonge, avoir recours à la médecine gratuite. Pour atteindre cette classe de sociétaires et les obliger à un paiement raisonnable, deux moyens peuvent être employés : 1° soumettre à un abonnement exceptionnel les sociétaires aisés, à l'époque de leur admission ; 2° dégager les médecins de l'obligation de soigner, au prix du tarif, les sociétaires dont ils reconnaîtraient l'aisance ; les laisser libres alors de réclamer par les voies de droit, l'application d'un tarif exceptionnel réglé à l'avance, ou un paiement proportionné à la fortune du sociétaire et aux soins donnés. Avant d'arriver à une contestation judiciaire, on pourrait nommer des arbitres qui apprécieraient la situation du client.

Ces dispositions, introduites dans les réglements des Sociétés, auraient certainement leur efficacité, et, la conscience aidant, l'avertissement serait entendu.

Tel est l'ensemble des mesures qui nous semblent de nature à préserver la dignité et les intérêts de la profession médicale plus ou moins menacés par l'organisation actuelle des Sociétés de prévoyance. L'expérience, un examen attentif et répété par de nombreux confrères, compléteront ces mesures et feront connaître des moyens nouveaux ; mais il ne suffit pas de trouver le remède, il faut l'appliquer, et ici se présentent des difficultés sérieuses. Il n'existe aucun moyen de droit pour obliger les Sociétés de secours mutuels à accepter les mesures que nous proposons: elles sont libres de conserver le mode actuel de répartition de secours, si elles le trouvent convenable; personne ne peut les contraindre à modifier leur service médical et à augmenter les sommes qui y sont consacrées. Les médecins ont aussi le droit d'accepter ou de refuser les conditions qui leur sont offertes. Ce droit est strict et absolu de part et d'autre; mais il est évidemment limité par la justice et par l'intérêt bien entendu des deux parties. Les Sociétés de prévoyance ont besoin de la sympathie et du concours des médecins. Les soins médicaux forment une partie des bienfaits qu'elles assurent à leurs membres. Les médecins s'entendraient difficilement pour faire prévaloir leur avis par la contrainte. Il faut que des deux côtés les relations soient convenables, bienveillantes et sympathiques. On doit se rapprocher dans l'intérêt commun ; c'est par la conciliation qu'on peut arriver au but, organiser le service médical des Sociétés à l'avantage mutuel des deux parties.

C'est ici que peut se placer utilement l'intervention de l'Association générale des médecins de France ; que l'assemblée générale, réunie à Paris, détermine un ensemble de conditions dans lesquelles pourraient trouver place les mesures que nous venons d'exposer. Ce programme, élaboré avec soin, ne demandant que ce qu'il est possible d'obtenir, serait communiqué au ministre compétent et à la commission supérieure des Sociétés de prévoyance. L'Association générale, par sa juste influence, au nom de l'équité, obtiendrait qu'on posât les bases des concessions réciproques. Une instruction rédigée à cet égard, et demandant pour nous les satisfaction légitimes, ayant reçu la sanction de l'autorité supérieure, serait adressée aux préfets et aux présidents des Associations de prévoyance. Cette instruction serait communiquée à nos Associations départementales et aux médecins attachés aux Sociétés de secours mutuels. On agirait ainsi avec ensemble, exerçant sur les Sociétés une juste et utile influence. Avec des efforts persévérants on arriverait sans doute à un résultat, et les intérêts divergents, mais au fond solidaires, se concilieraient sur le terrain du bien public. Une organisation convenable des secours médicaux est un besoin pour les Sociétés comme pour les médecins; plaçons cette réforme parmi les progrès qui sont promis à une des plus utiles institutions des temps modernes.

En résumé, nous appelons l'attention de l'Association générale sur les mesures suivantes :

1° Conserver dans les Sociétés de secours mutuels les médecins attitrés, mais augmenter leur nombre ;

2° Permettre exceptionnellement aux sociétaires, avec l'agrément des comités d'administration, de choisir un médecin étranger à l'Association ;

3° Affecter une proportion déterminée du revenu total, 20 à 30 pour cent, aux secours médicaux;

4° Régler les honoraires par abonnements dans les villes, admettre concurremment le paiement par visites dans les campagnes ; élever les tarifs dans la mesure des ressources actuelles des Sociétés ;

Répartir les honoraires entre les médecins, dans la

proportion du nombre des visites et des consultations.

5o Admettre deux catégories d'abonnement, l'un pour le sociétaire seul, l'autre pour le sociétaire et sa famille ;

6o Réviser fréquemment les tarifs, pour les proportionner aux ressources croissantes des Associations ;

7o Admettre en principe que, pour les années qui présentent un notable excédant de visites, le montant des honoraires pourra être augmenté dans une proportion fixée à l'avance ;

8o Soumettre à un abonnement exceptionnel les sociétaires aisés au moment de leur admission dans les Sociétés ;

Dégager les médecins de l'obligation de traiter au prix du tarif, les sociétaires dont la situation aisée aurait été constatée par des arbitres ;

Soumettre alors les sociétaires à un tarif exceptionnel ou au droit commun.

9o Demander au ministre compétent et à la commission supérieure des Associations de prévoyance d'adresser à ces Sociétés une instruction dans laquelle seraient établis les principes qui doivent servir de base à l'organisation de leur service médical.

www.ingramcontent.com/pod-product-compliance
Ingram Content Group UK Ltd.
Pitfield, Milton Keynes, MK11 3LW, UK
UKHW021028260726
13994UKWH00005B/2020